I0791036

Une aventure excitante pour illustrer l'importance de la nutrition aux enfants véganes.

Carambole, la fée des aliments

Edition Végane

écrit par
Claudia Lemay, Dt.P.

illustré par
Chris Hamilton

avec la collaboration de
Vesanto Melina, Dt.P, M.Sc.

« Les bons aliments bâtissent le cerveau; les bons livres l'enrichissent. »

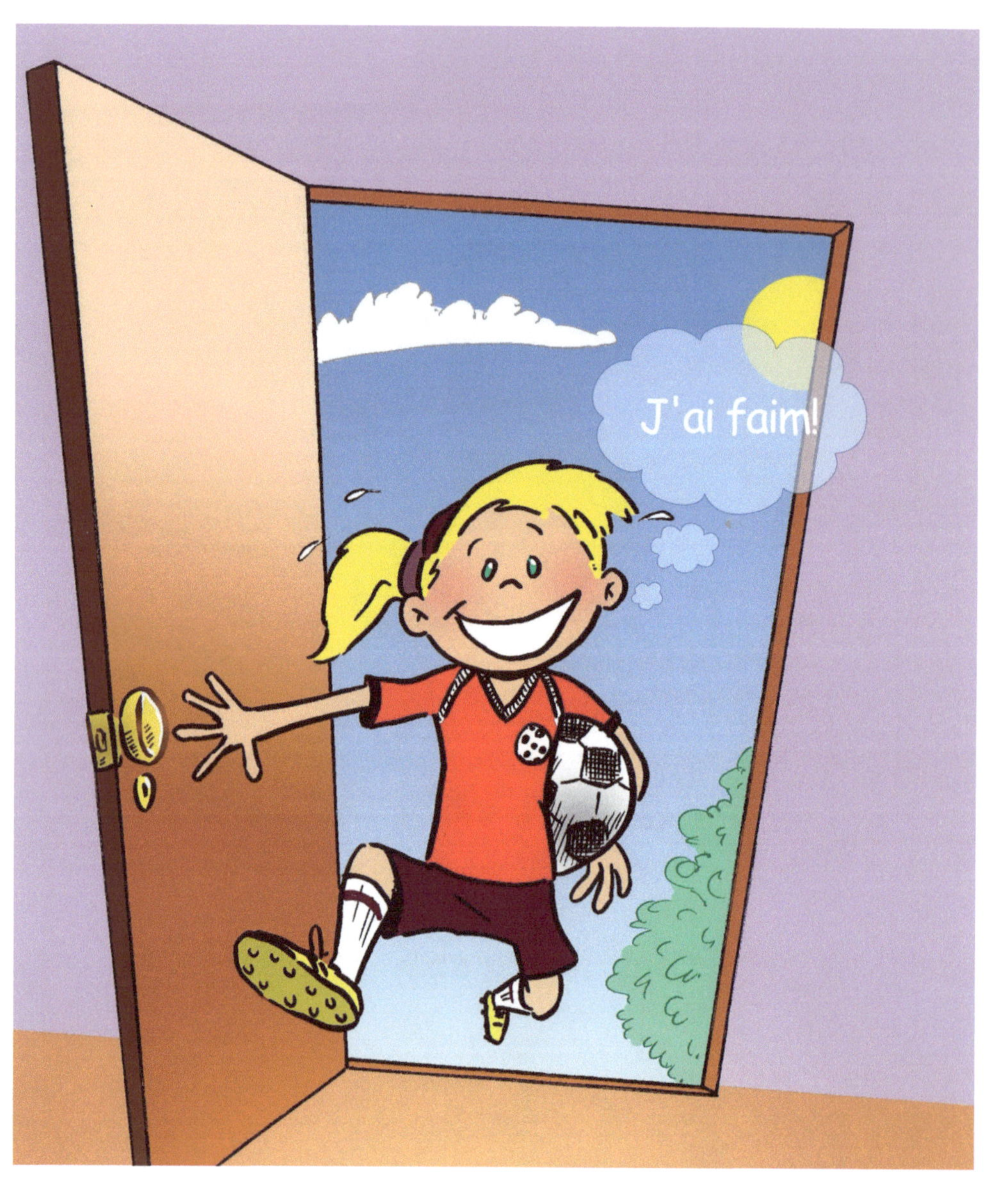

L'autre jour, lorsque Lucie arriva chez elle après son entraînement de soccer, elle avait super-hyper-extra faim. Elle courut à la cuisine et se précipita vers le garde-manger, en quête de bonbons.

« Allô, ma grande, dit sa mère. Tu arrives juste à temps; le souper est prêt. J'ai fait du tofu brouillé plein de beaux légumes! »

Lucie regarda le plat que lui proposait sa mère, l'air maussade.

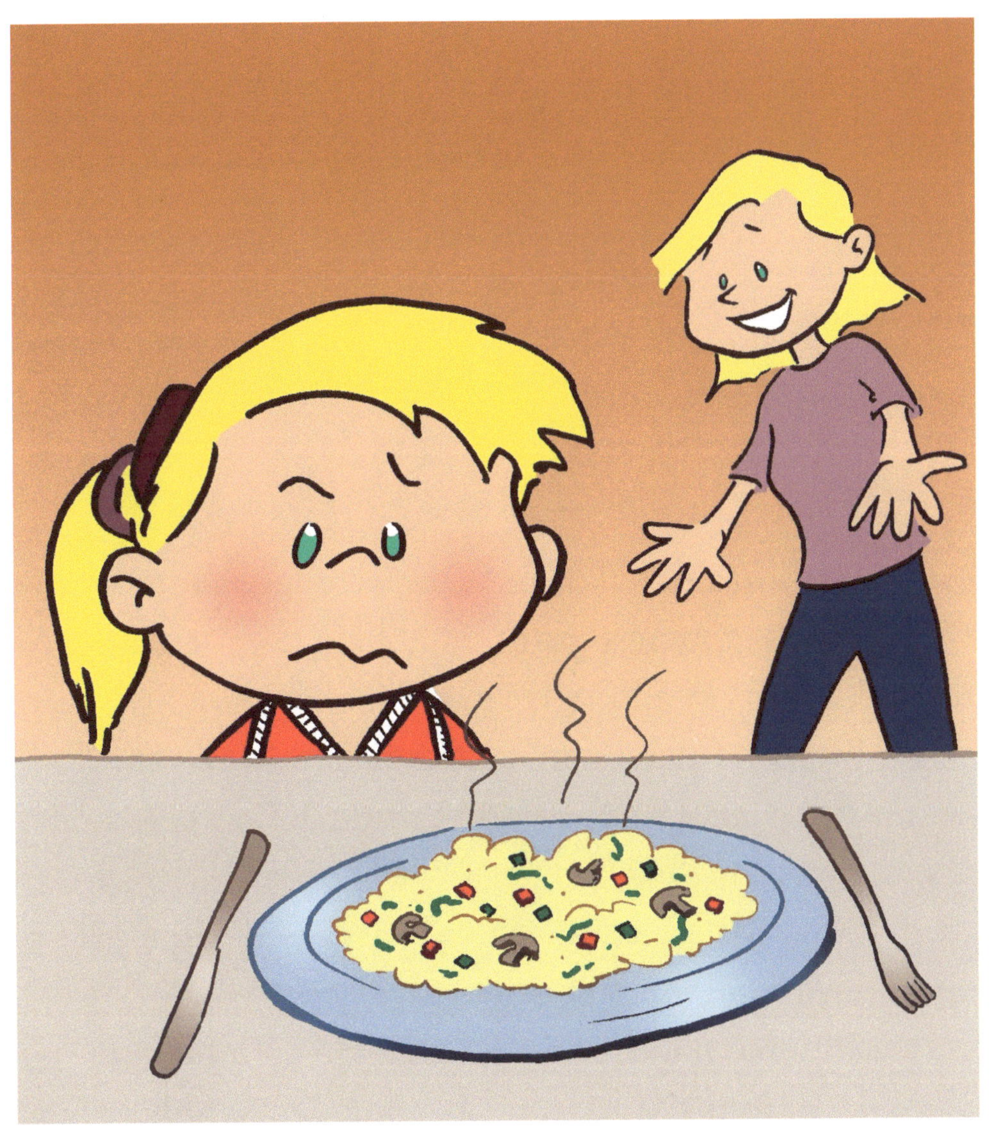

« Je veux un ragoût de bonbons avec de la barbe à papa à la place!

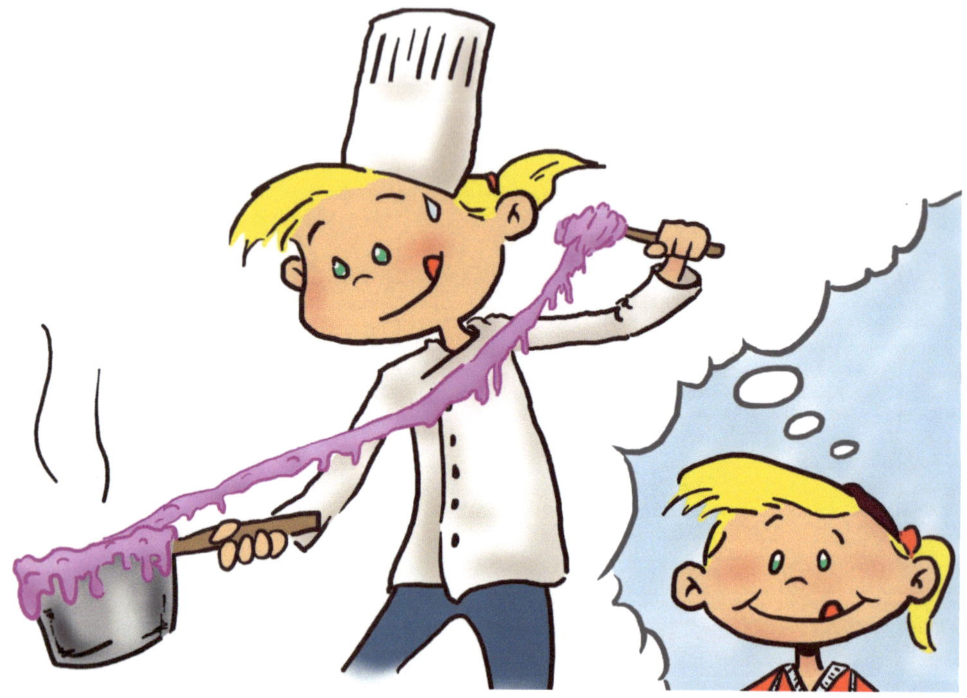

- Absolument pas, ma chouette, dit sa mère. Comme c'est moi le parent, je décide de ce qu'on mange. Maintenant, va te laver les mains, s'il-te-plaît.

- Ce n'est pas juste, dit Lucie, en se frottant les mains à l'évier. Pourquoi est-ce que je n'ai pas de choix, moi?

- Mais tu en as des choix! Tu choisis de manger ou non, et combien tu manges.

- Mais je n'aime pas ça, moi, du tofu brouillé plein de légumes! dit Lucie. Je veux des bonbons, bon!

- Mais ce n'est pas ce que j'ai préparé ma chouette, insista sa mère.

- Alors, je vais manger dans ma chambre, dit Lucie, planifiant secrètement de jeter le tofu brouillé par la fenêtre au chien du voisin, qui ne semblait pas difficile du tout.

« Comment pourras-tu me raconter ta journée, alors? répondit sa mère. Nous mangeons toujours ensemble à la table » ajouta-t-elle avec sa voix de maman.

Lucie se mit en colère. Elle courut à sa chambre, claqua la porte et s'assit sur son lit en boudant. Elle avait faim, mais elle ne voulait pas manger de tofu avec des légumes! Son estomac gronda et, au même instant, elle entendit un son délicat: « Shouish »

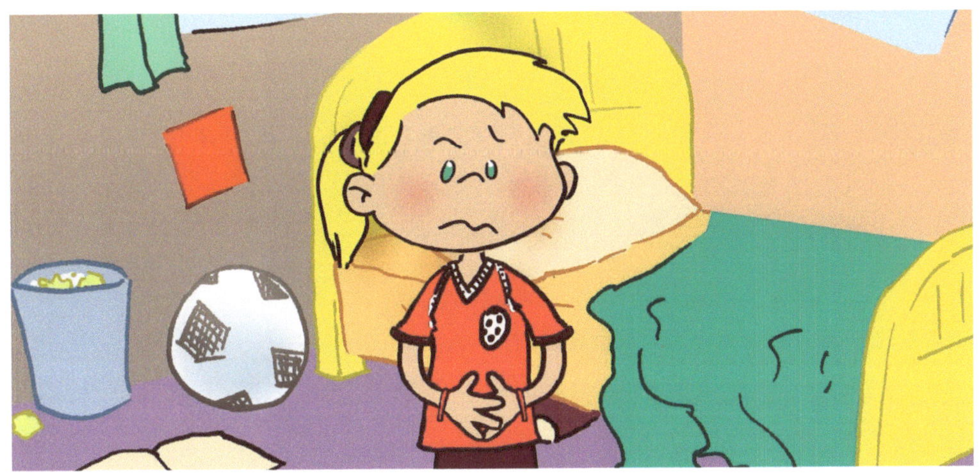

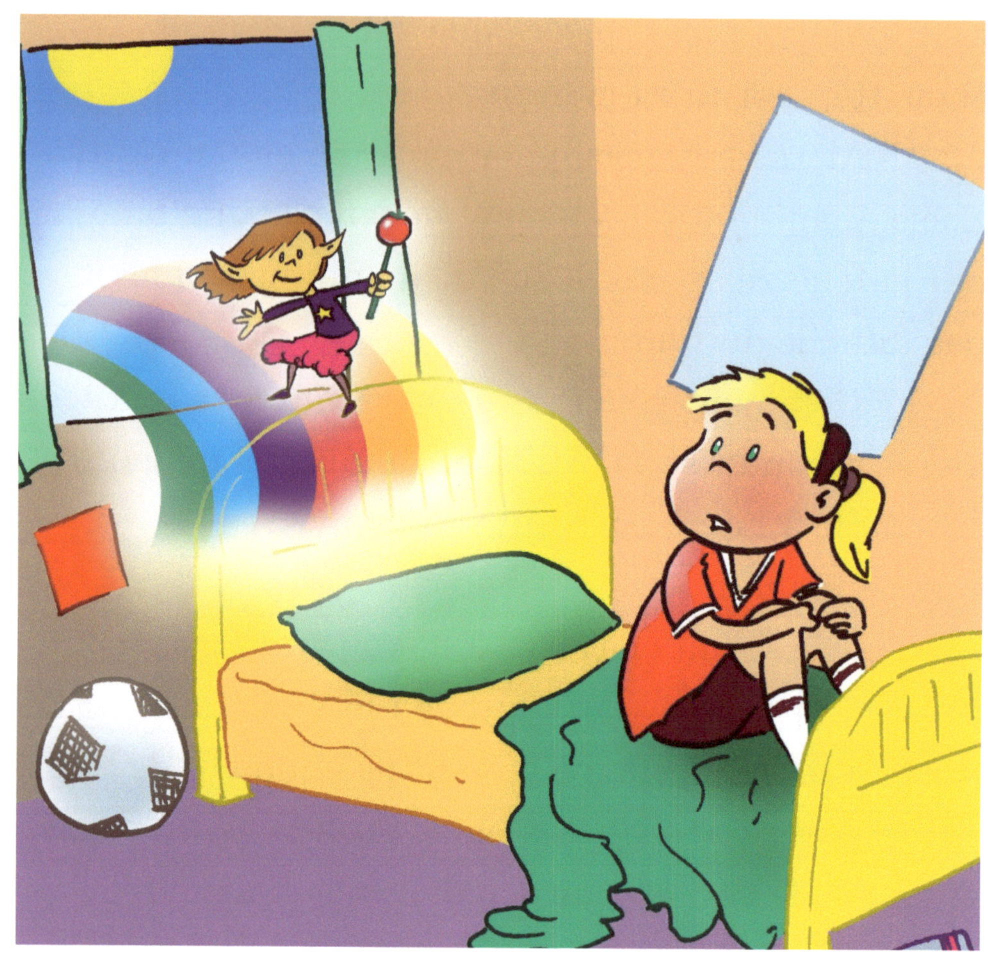

Lucie aperçut une petite créature aux oreilles pointues traverser la fenêtre en volant sur un arc-en-ciel scintillant.

« Bonjour, Lucie! dit la créature.

- Euh, bonjour, dit Lucie. Qui es-tu?

- Je m'appelle Carambole, répondit-elle. Je suis la fée des aliments.

- Hein? Fée des aliments? demanda Lucie.

- Je ne suis pas aussi populaire que ma cousine, la fée des dents, dit Carambole, mais ma mission est tout aussi importante. Partout dans le monde, j'aide les enfants à grandir en santé! J'aimerais t'emmener voir mon pays, Croissance. Veux-tu venir?

- M'emmener où? demanda Lucie, qui espérait toujours obtenir ses fameux bonbons.

- À Croissance. C'est mon pays, et c'est un pays magique!

- Magique? Allons-y! »

Carambole prit la main de Lucie et toutes deux s'envolèrent par la fenêtre.

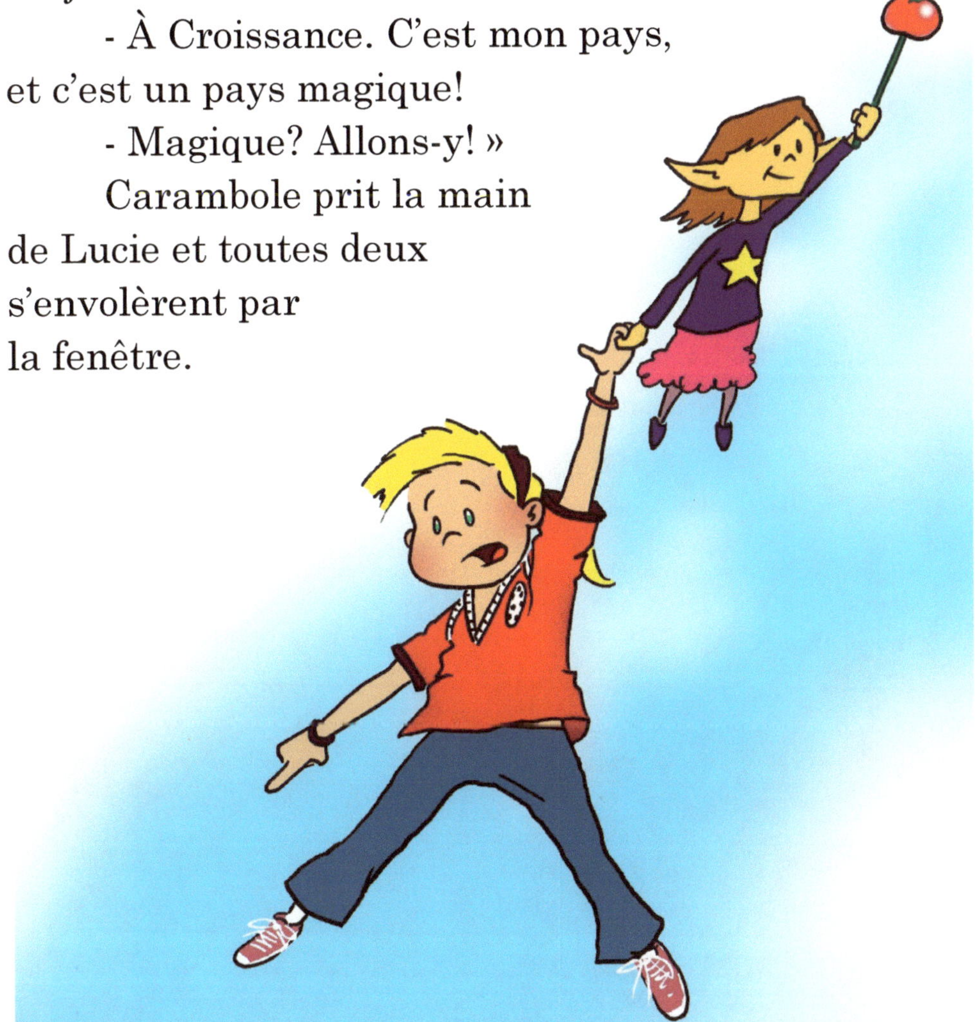

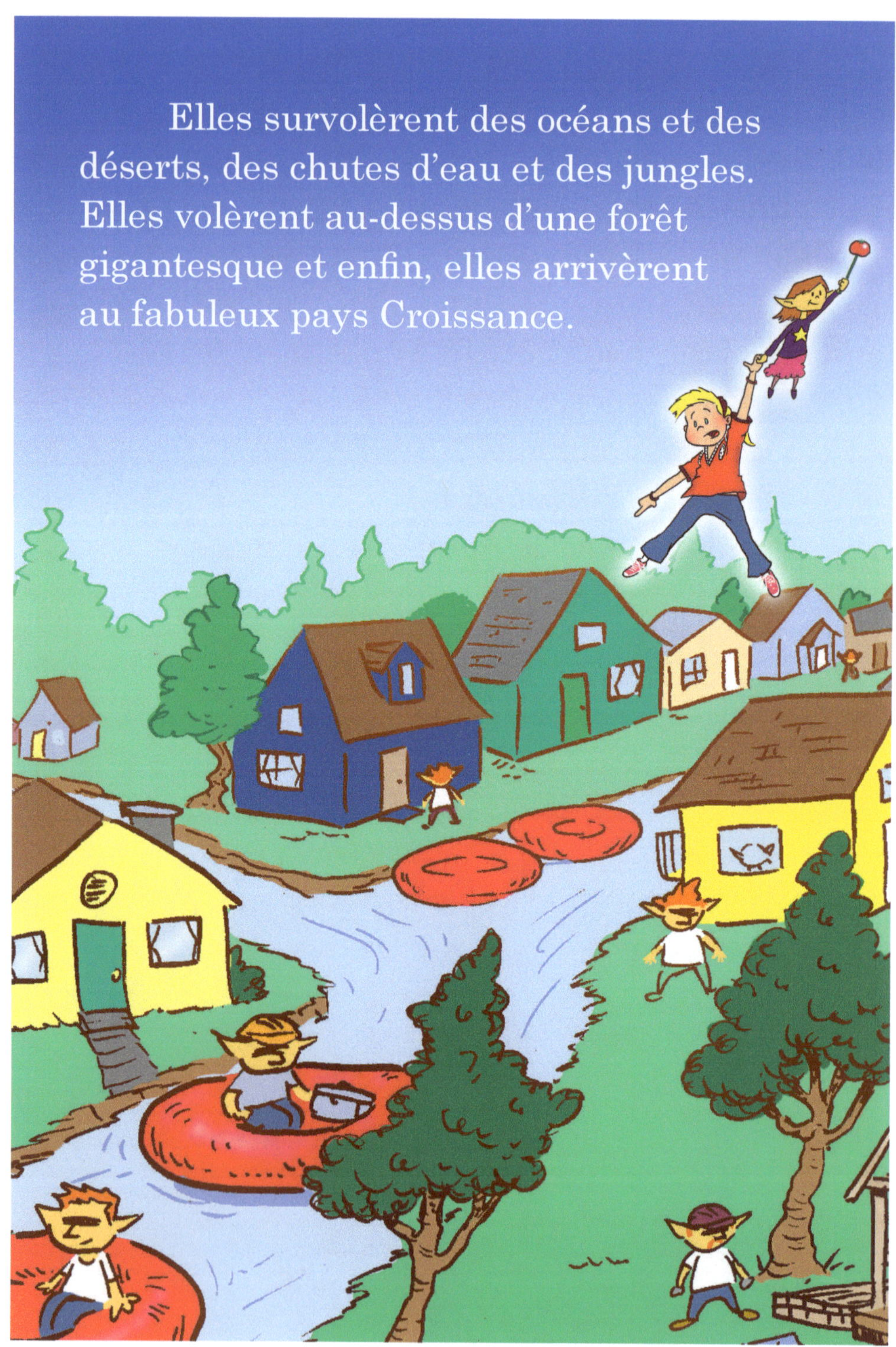

Elles survolèrent des océans et des déserts, des chutes d'eau et des jungles. Elles volèrent au-dessus d'une forêt gigantesque et enfin, elles arrivèrent au fabuleux pays Croissance.

Lucie remarqua des milliers de
rivières, des bateaux ronds et rouges et
des belles maisons, pleines de couleurs,
tout partout.

Carambole dit tout en volant: « Ici, à
Croissance, il n'y a pas de rues, seulement
des rivières. Alors nous voyagerons en
barque ».

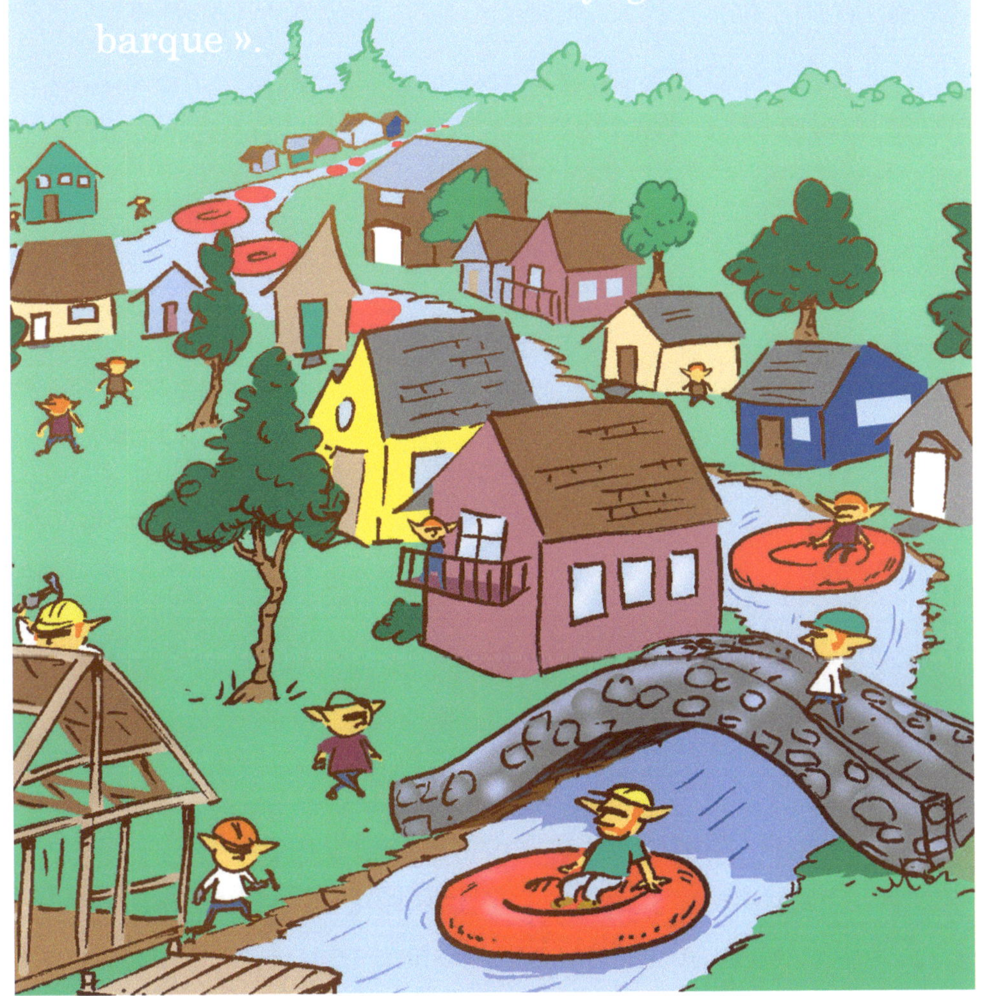

Lorsqu'elles atterrirent, Carambole mena Lucie à une barque et lui dit:

« Allez, monte! Allons explorer ».
Elles montèrent dans la barque, et se mirent à descendre le cours d'eau.

« Les Elfes que tu rencontreras ici construisent des maisons magiques, dit Carambole.

- Comment sont-elles magiques, les maisons? demanda la fillette.

- C'est qu'elles ne sont pas vraiment des maisons. En fait, chacune d'entre elles représente le corps d'un être humain.

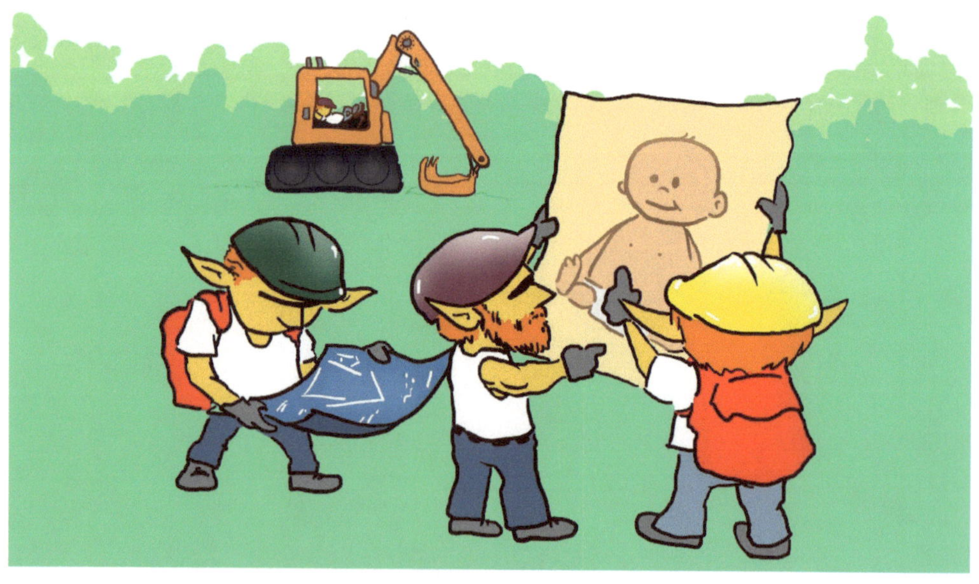

- Hein? Comment ça? demanda Lucie.

- Quand une maman donne naissance à un bébé, les Elfes reçoivent de 'l'ADN' des parents, tous les renseignements sur la manière dont le corps du bébé doit grandir. Les Elfes construisent alors ici, à Croissance, une maison qui est en fait le corps du bébé. Dans ton monde, le corps du bébé grandit au même rythme que cette maison, dit Carambole.

- Vraiment? dit Lucie.

- Ferme tes yeux et donne-moi la main. J'ai une surprise!

- Oh, j'adore les surprises! s'exclama Lucie, ravie. Carambole emmena Lucie un peu plus loin le long de la rivière.

« Ouvre les yeux! Tu vois cette maison rouge et bleue, là-bas? dit-elle en pointant du doigt une adorable petite maison. C'est TA maison!

- Ma maison? Pour vrai? s'exclama Lucie.

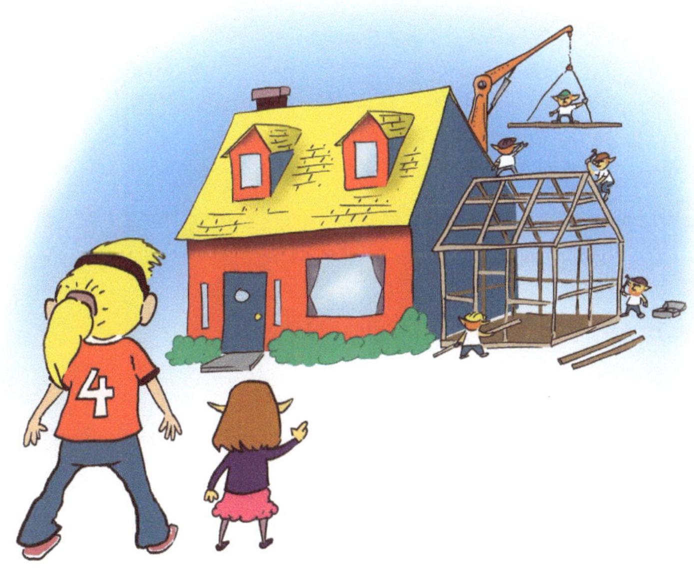

- Oui, et regarde comme les Elfes travaillent fort pour bâtir celle-ci, fit remarquer la fée.

- Comment font-ils pour construire ma maison? demanda Lucie.

- Tous les matériaux essentiels arrivent au chantier par barque. Les matériaux ne parviennent

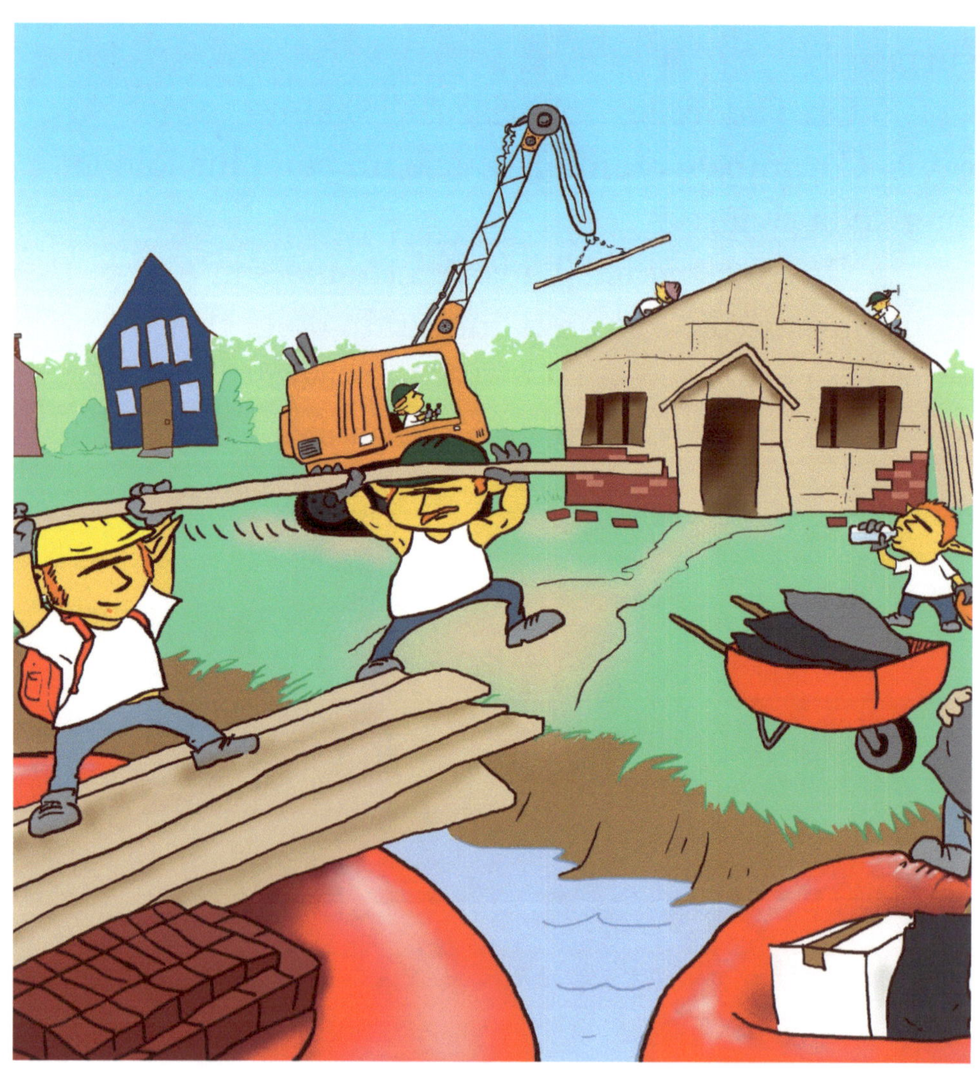

aux travailleurs que lorsque tu manges. En fait, dès
qu'une personne avale un aliment, des barques
remplies de matériaux de construction arrivent à
Croissance et arrêtent à la maison qui appartient
à cette personne » expliqua Carambole.

Elle poursuivit: « Regarde par ici, Lucie! Les
Elfes-bâtisseurs travaillent sur la charpente d'une
annexe à ta maison. Dans le corps d'une personne,
la charpente s'appelle le squelette. Sans tes os, ton
corps ne serait qu'une flaque par terre! » Lucie sourit.

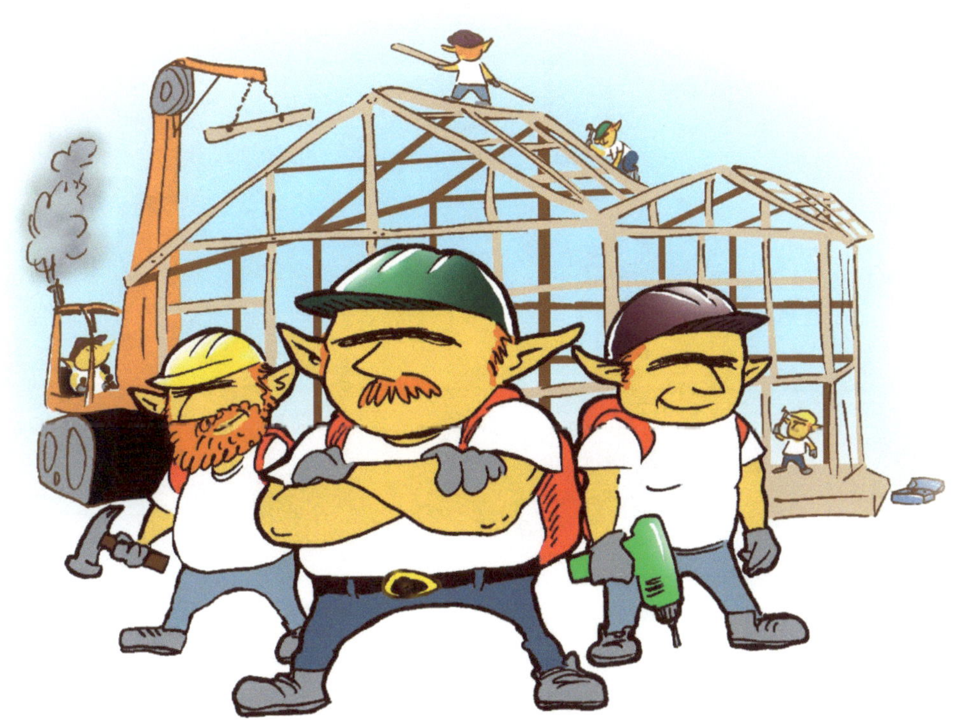

Carambole continua: « Regarde bien! »

Elle donna un coup de baguette magique et un plateau qui contenait différents alilments riches en calcium apparut.

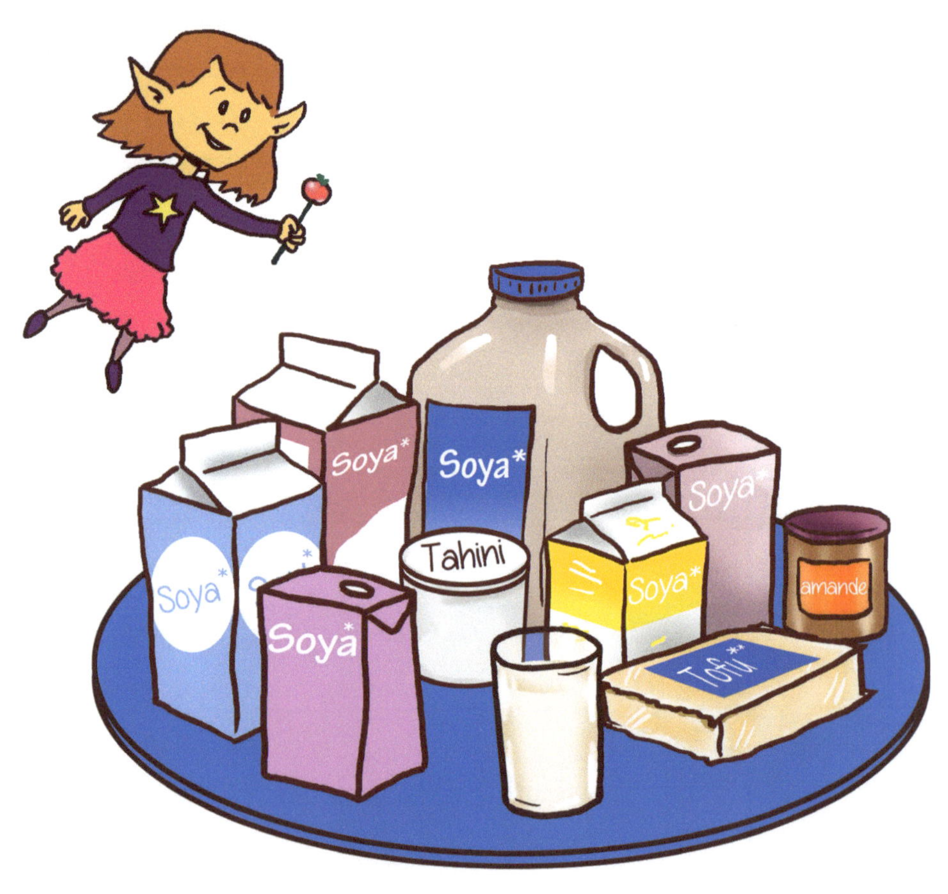

« Les aliments que tu vois ici contiennent beaucoup de calcium. Le calcium est un matériau important pour la fabrication de tes os. Tes os sont la charpente de ton corps, tout comme le bois constitue la charpente d'une maison. Bois une gorgée de lait de soya et regarde ce qui va se passer. »

Lucie prit une grande gorgée et une barque arriva en transportant de longues planches de bois.

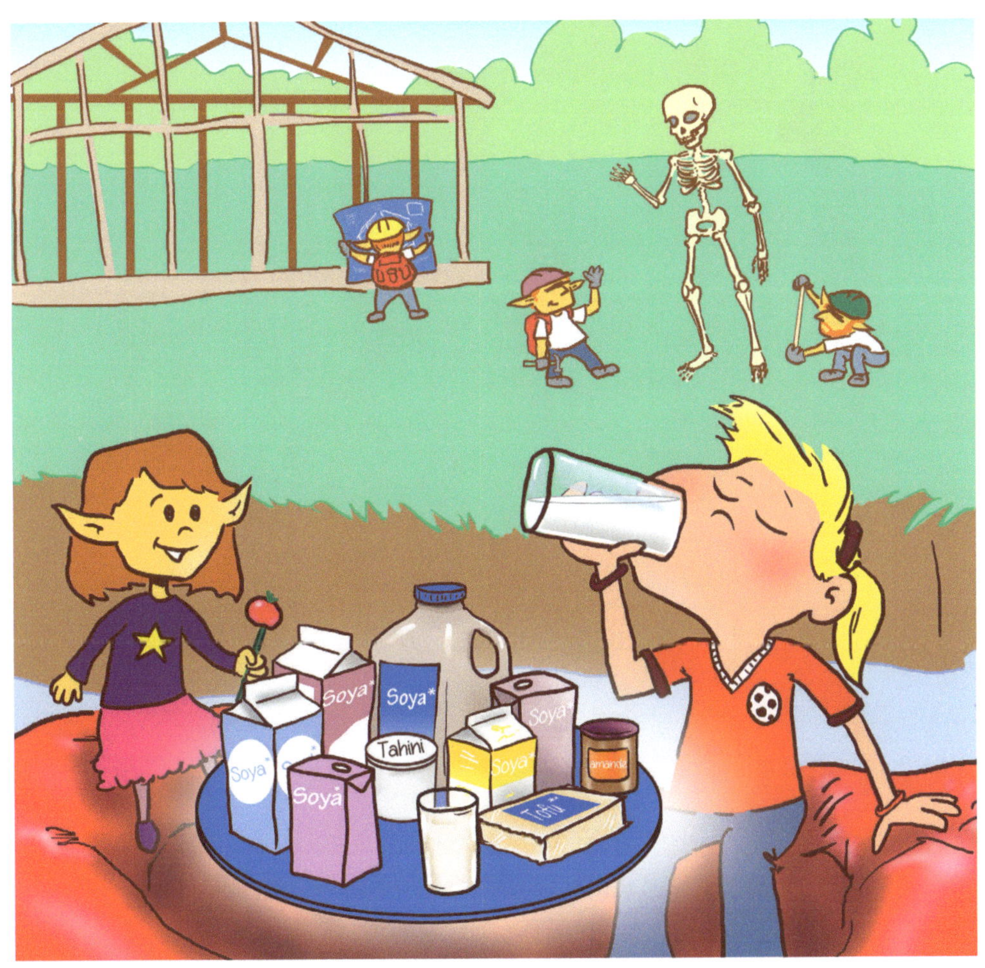

« Bravo! dit Carambole. Maintenant, les Elfes-bâtisseurs ont ce qu'il leur faut.

- Wow! dit Lucie.

- Continuons. Afin d'obtenir des briques pour les murs de ta maison, les Elfes ont besoin que tu manges des aliments avec une teneur élevée en protéines. »

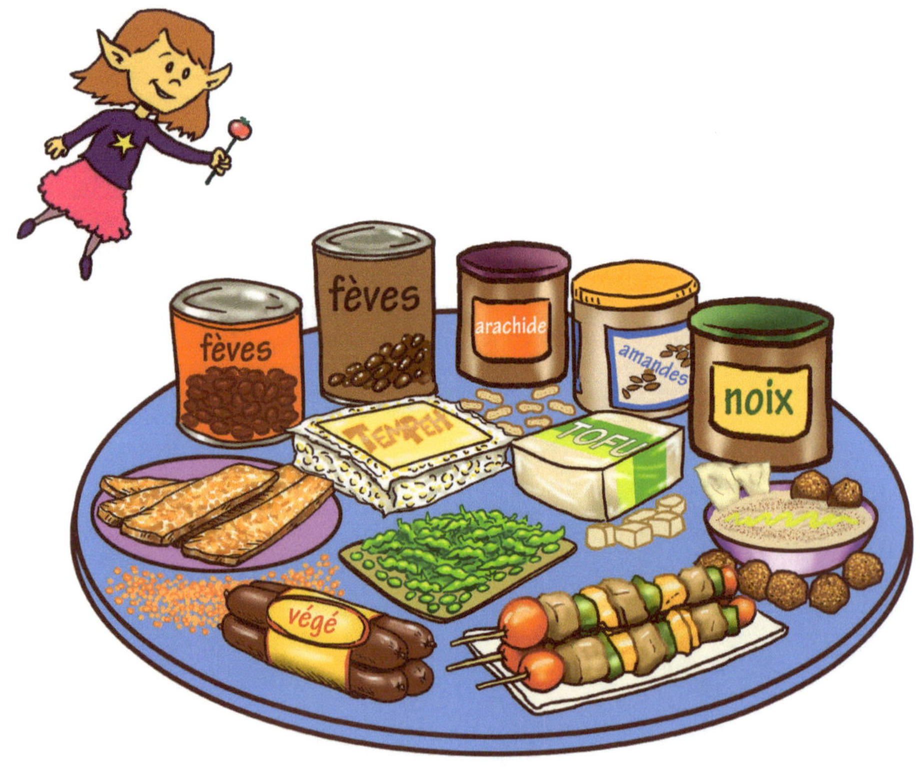

Carambole donna un autre coup de sa baguette magique et un deuxième plateau avec plein d'aliments riches en protéines apparut.

« Les protéines sont à la base de presque tout dans ton corps: tes muscles, tes cheveux, ta peau et même ton cœur! » dit Carambole.

Lucie s'empara de plusieurs falafels et les enfourna dans ses joues.

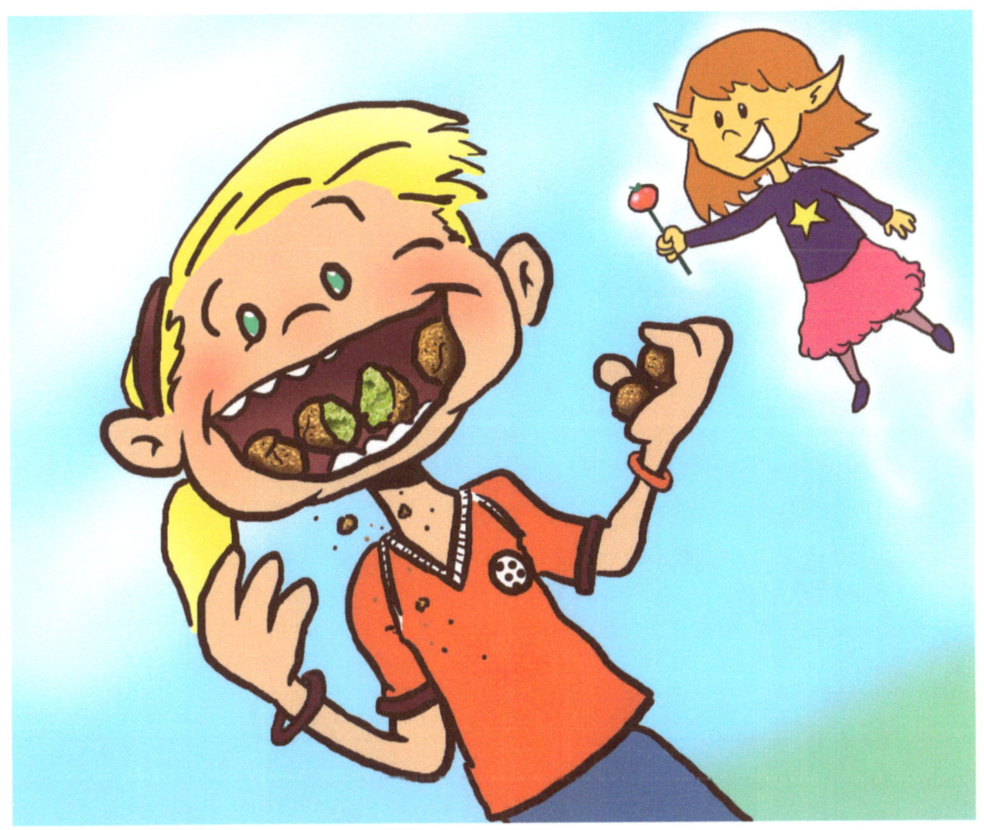

Carambole et les Elfes éclatèrent tous de rire. Carambole dit en riant: « Continue comme ça, et je devrai appeler ma vieille tante, la fée des bonnes manières, et écrire un autre livre pour toi, Lucie! »

À ce moment, une barque rouge remplie de
briques accosta au quai devant la maison de Lucie.
Les Elfes se mirent à la décharger.

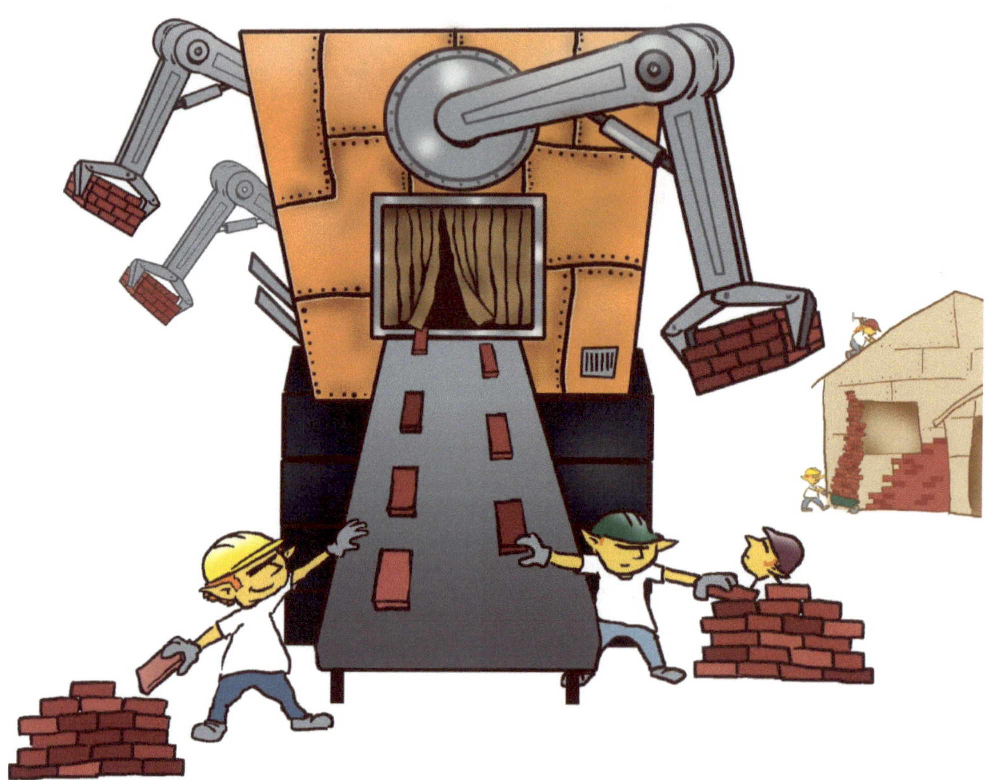

« Tu vois ce qui vient d'arriver? Maintenant,
ils peuvent construire les murs de ta maison, et les
murs seront forts tout comme le seront tes muscles,
ta peau, tes cheveux et ton cœur. »

Lucie hocha la tête, la bouche encore trop pleine
de falafels pour parler. Carambole poursuivit:

« Pour que ton corps fonctionne bien, tu as besoin
de ton cerveau pour tout contrôler. La partie d'une
maison qui correspond au cerveau, c'est
l'ordinateur. Tu dois manger des aliments
quicontiennent des acides gras essentiels qui
proviennent des bonnes huiles, afin que les Elfes-
ingénieurs puissent fabriquer l'ordinateur de ta
maison. Ces huiles sont les principaux constituants
de ton cerveau. »

Carambole donna encore un coup de baguette,
et un autre plateau de nourriture apparut, avec des
huiles, des noix et des graines.

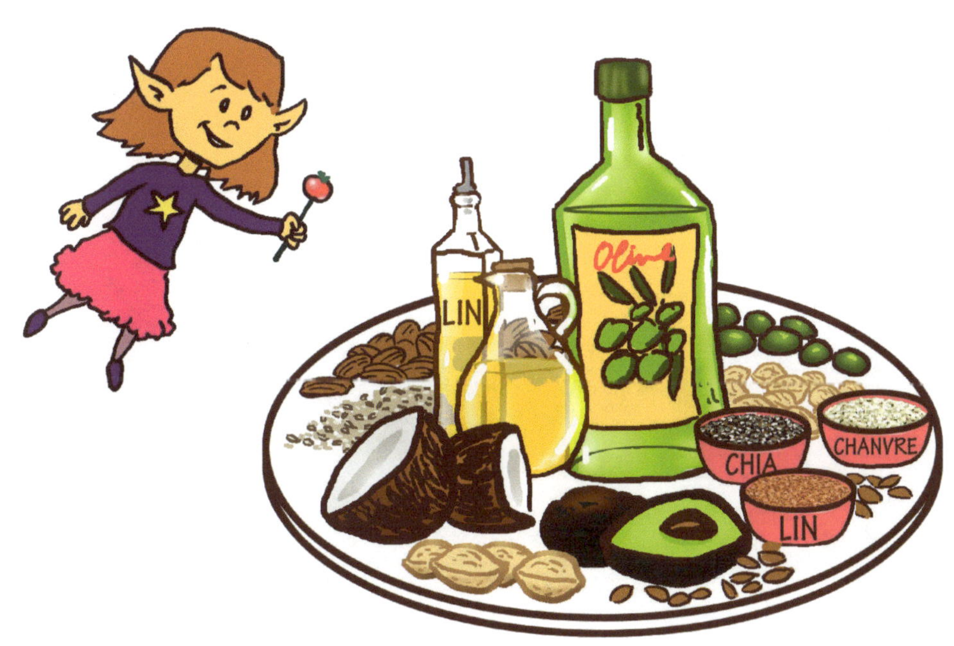

Lucie s'empara d'une poignée de noix de Grenoble et les enfouit dans sa bouche. Carambole l'emmena plus près de la maison afin de mieux voir. À ce moment précis, une barque accosta, transportant des pièces d'ordinateur que les Elfes-ingénieurs amenèrent dans la maison de Lucie.

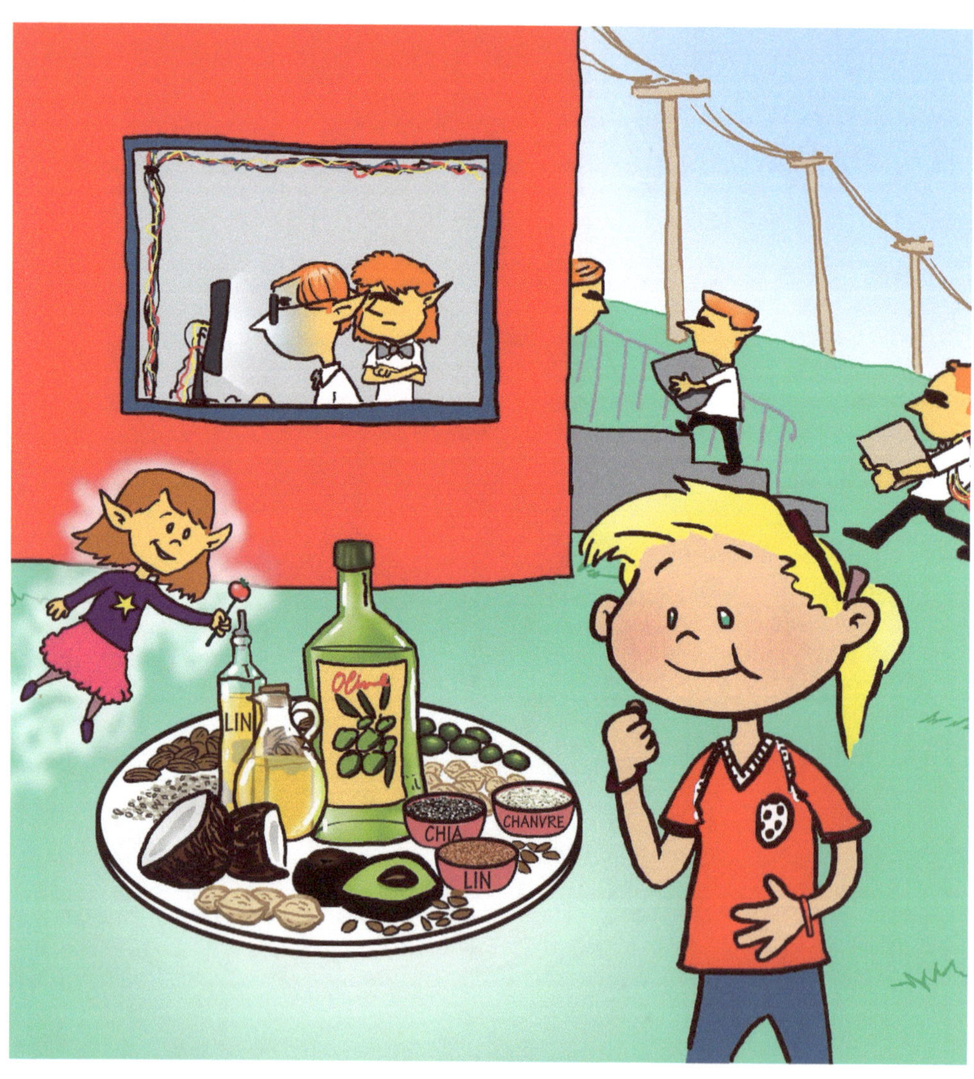

« Manger des aliments qui contiennent des
bonnes huiles, c'est s'assurer que ton cerveau
fonctionne bien, dit la fée. Il est aussi important
de bâtir son cerveau que de le protéger en portant
un casque quand on va à vélo. »

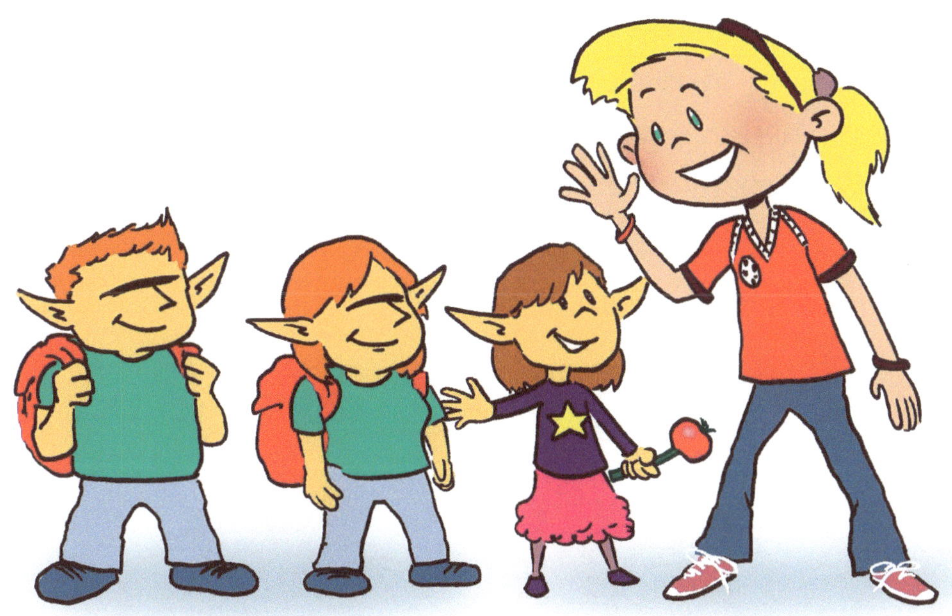

Ensuite, Lucie remarqua deux Elfes qui
marchaient vers sa maison. Carambole leur fit
signe et ils s'approchèrent.

« Salut! Je m'appelle Ana! dit la fille-Elfe en
souriant.

- Salut! Moi, c'est Bolly! dit le garçon-Elfe.
Nous sommes des apprentis Elfes-bâtisseurs.

- Allô! Moi c'est Lucie!

- Bonjour vous deux! Pouvez- vous montrer à Lucie ce que vous transportez dans vos sacs à dos? demanda Carambole.

- Bien sûr, dit Bolly, en ouvrant son sac. Ce que nous transportons ressemble beaucoup à ce que tu mets dans ton sac d'école. Mais nous, au lieu d'apporter des articles scolaires avec notre lunch, nous apportons des outils.

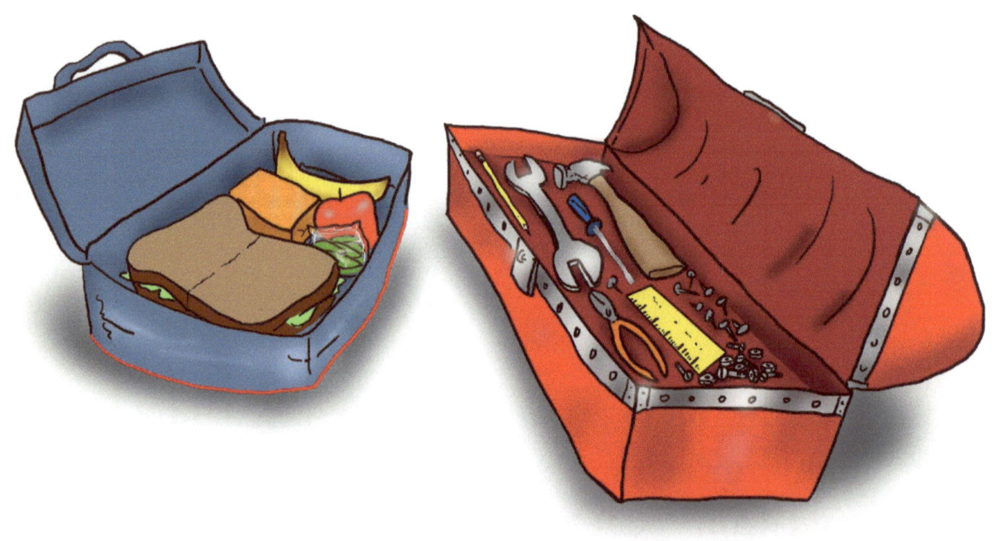

- Quand tu manges des céréales entières, continua Ana, les barques apportent des boîtes à lunch et des outils afin que nous ayons suffisamment d'énergie et d'outils pour construire ta maison. Les produits céréaliers contiennent beaucoup de glucides, ainsi que des vitamines et minéraux. Les glucides sont des sources d'énergie et les vitamines et minéraux sont nos outils.

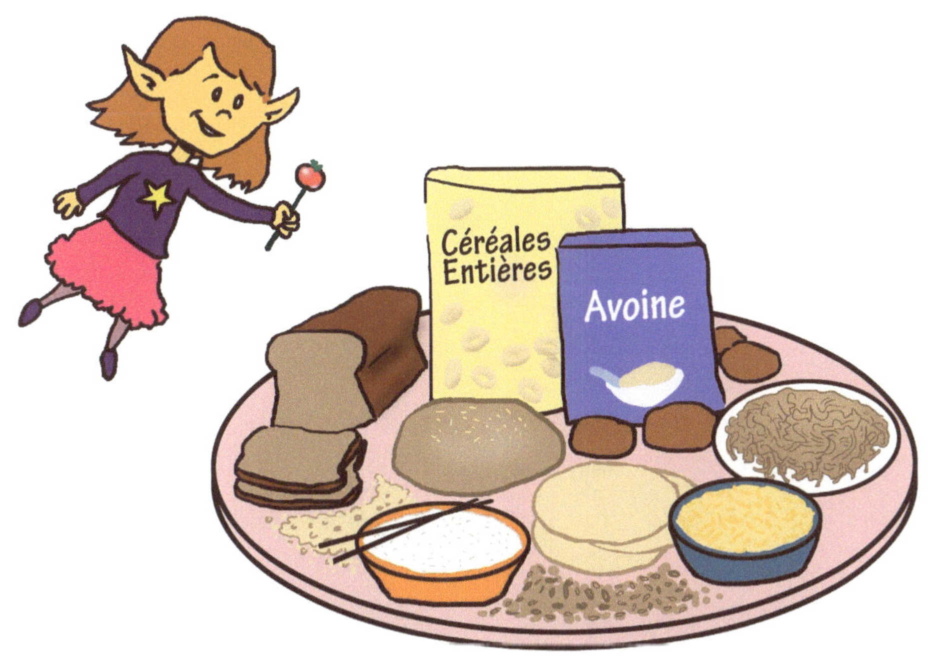

- Laisse-moi te montrer, dit Carambole. » À point nommé, elle donna un coup de baguette et un nouveau plateau apparut, rempli d'aliments riches en glucides. Lucie s'empara d'un petit pain au blé entier et en prit une grosse bouchée.

Au même moment, une barque naviga en trombe vers le quai. Ana et Bolly coururent remplir leur sac à dos.

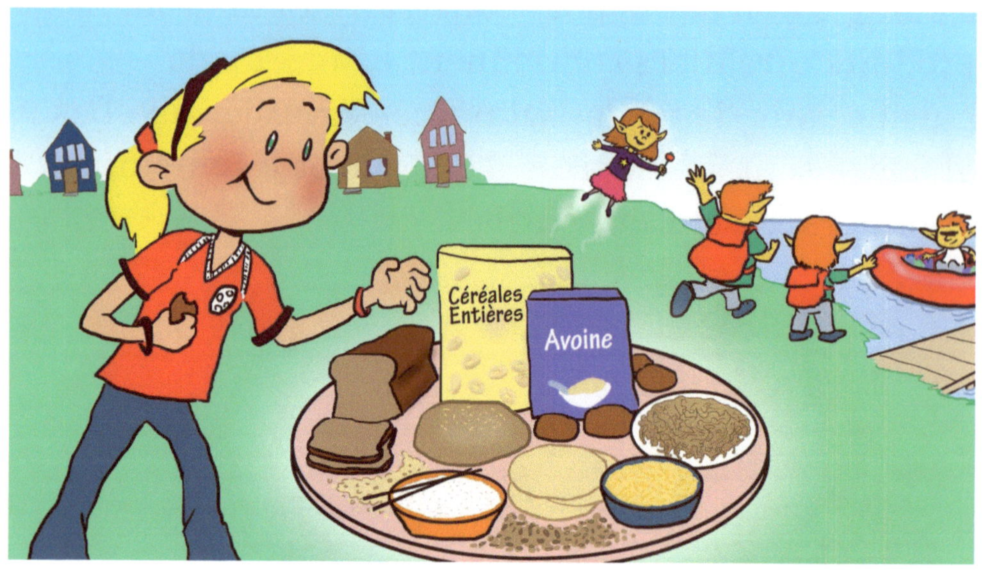

« Il y a d'autres aliments qui contiennent beaucoup de glucides: les bonbons, par exemple, dit Ana en revenant du quai.
- Youpi! Carambole, fais apparaître un plateau de bonbons! »

Carambole éclata de rire. « Quand tu manges des bonbons ou que tu en bois, c'est-à-dire ce que tu fais chaque fois que tu consommes une boisson gazeuse, tes Elfes ne reçoivent que des boîtes à lunch. Mais pas d'outils! Les bonbons ne contiennent pas de vitamines, ni de minéraux, donc on ne reçoit pas d'outils. Pas d'outils pas de construction de maison!

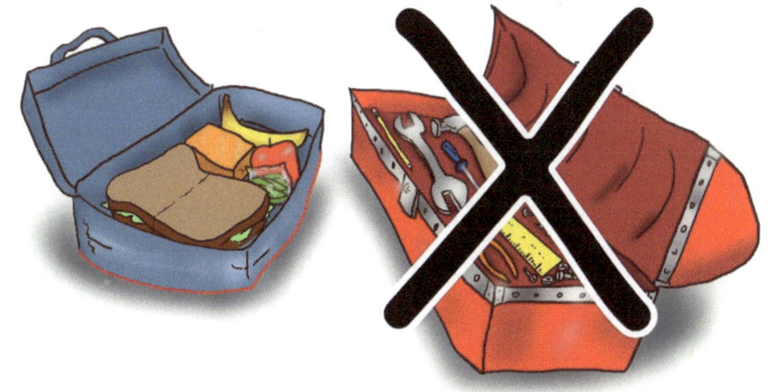

- Vraiment? S'étonna Lucie. Je ne le savais pas!

- C'est exactement pour cela que je t'ai emmenée ici, dit Carambole.

- Je commence à comprendre, dit Lucie.

- Voici pourquoi j'aime autant mon travail. Allons, poursuivons notre visite. »

Toutes deux dirent au revoir à Ana et Bolly, puis marchèrent vers la rivière.

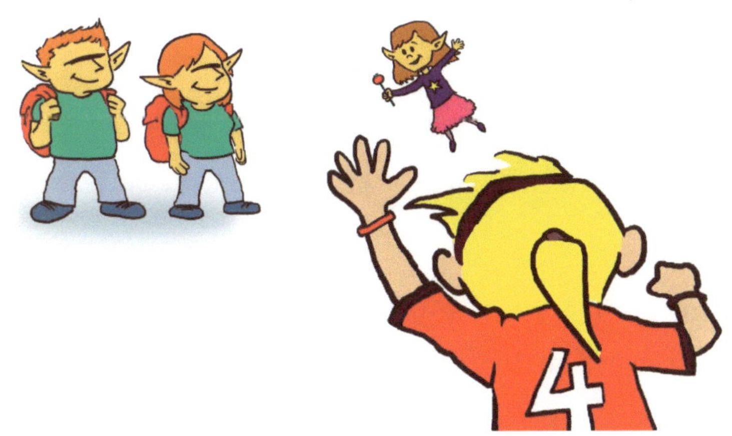

Soudain, elles entendirent des hurlements stridents. Lucie regarda vers le ciel et aperçut une bande de singes à l'air espiègle qui se dirigeaient vers elles. Ils grimpèrent sur les maisons voisines et commencèrent à en arracher les bardeaux et à se les lancer entre eux en ricanant: « Hiii, hiii, hoooo! »

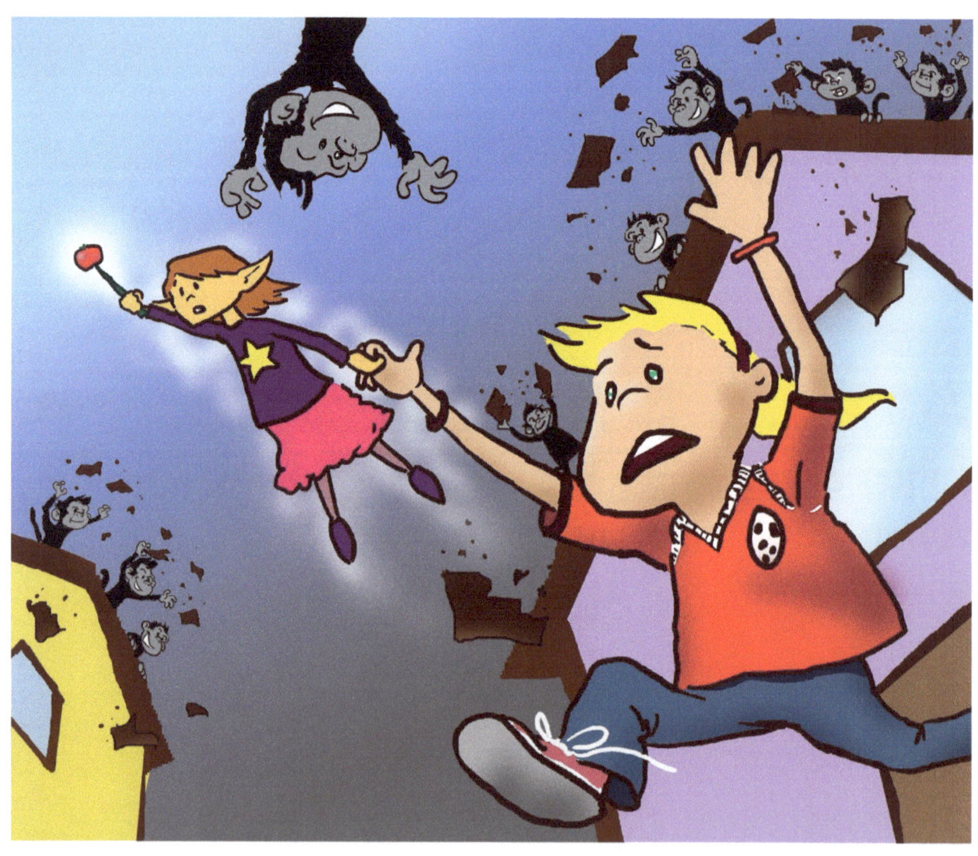

« Vite, Lucie, suis-moi! cria Carambole. Les Singes-saboteurs sont ici! Nous devons avertir le capitaine! »

Elle attrapa Lucie par la main et elles volèrent
jusqu'aux services d'urgence de Croissance. Carambole
avertit le capitaine des Elfes et il fit sonner une
grosse cloche bleue pour alerter les Elfes-pilotes.

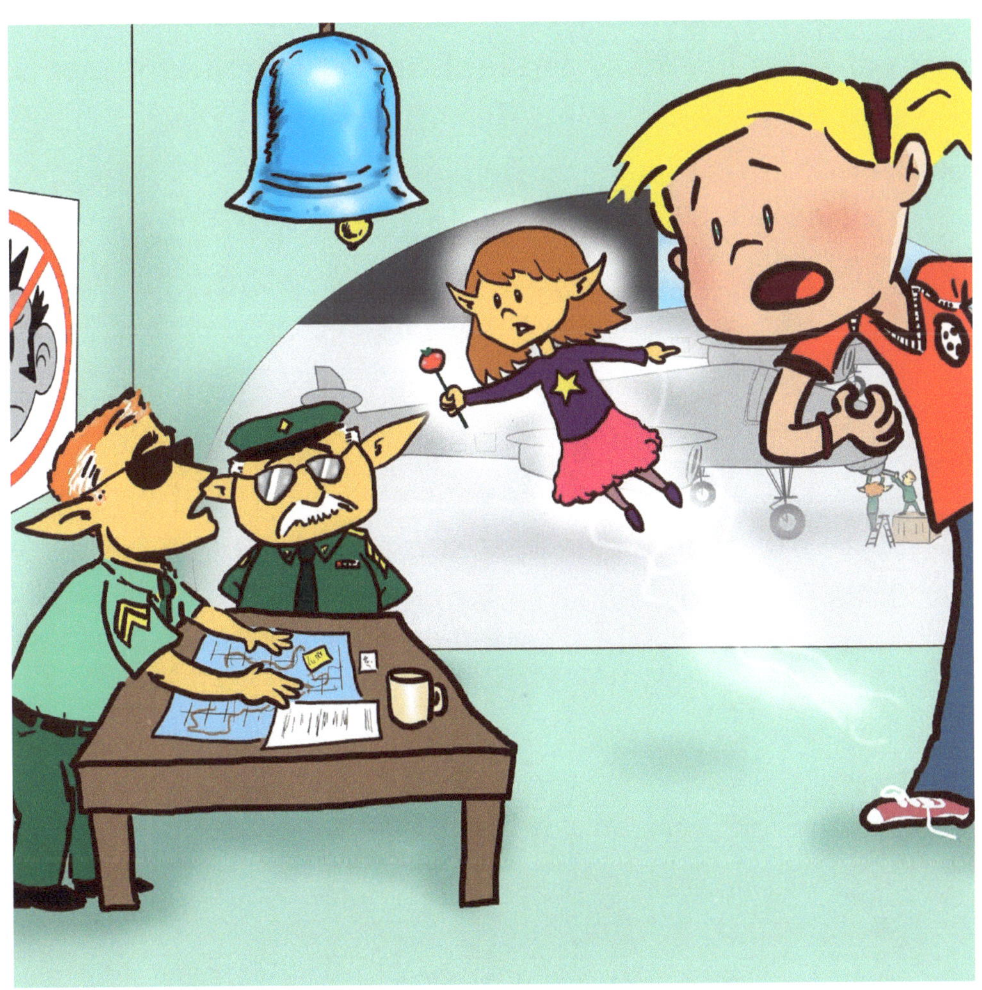

Carambole et Lucie virent les pilotes sauter
dans leur avion, faire vrombir les moteurs, quitter
le hangar et décoller de la piste en vitesse.

« Quand les singes-saboteurs viennent à Croissance, dit Carambole, ils brisent nos belles maisons!

- Il faut les arrêter! Mais comment? demanda Lucie, alarmée.

- Lucie, c'est ici que TU dois nous aider. Nous recevons des lasers seulement quand tu manges des aliments qui contiennent des antioxydants qui proviennent des fruits et des légumes.

- Légumes? As-tu bien dit LÉGUMES? Les légumes sont dégueulasses... Mais aussi un peu cools, surtout s'ils vous donnent des lasers.

-Viens vite avec moi, je vais tout te montrer. » Lucie suivit Carambole vers l'entrepôt des services d'urgence. Une fois arrivées, Stargold brandit sa baguette et un beau plateau rempli de fruits et de légumes pleins de couleurs apparut.

Carambole ajouta: «Les boîtes que tu vois ici sont pleines de puissants lasers. Dès qu'elles arrivent, elles sont chargées à bord des avions par les pilotes. Ainsi, ils seront bien équipés de lasers pour faire peur aux Singes-saboteurs. »

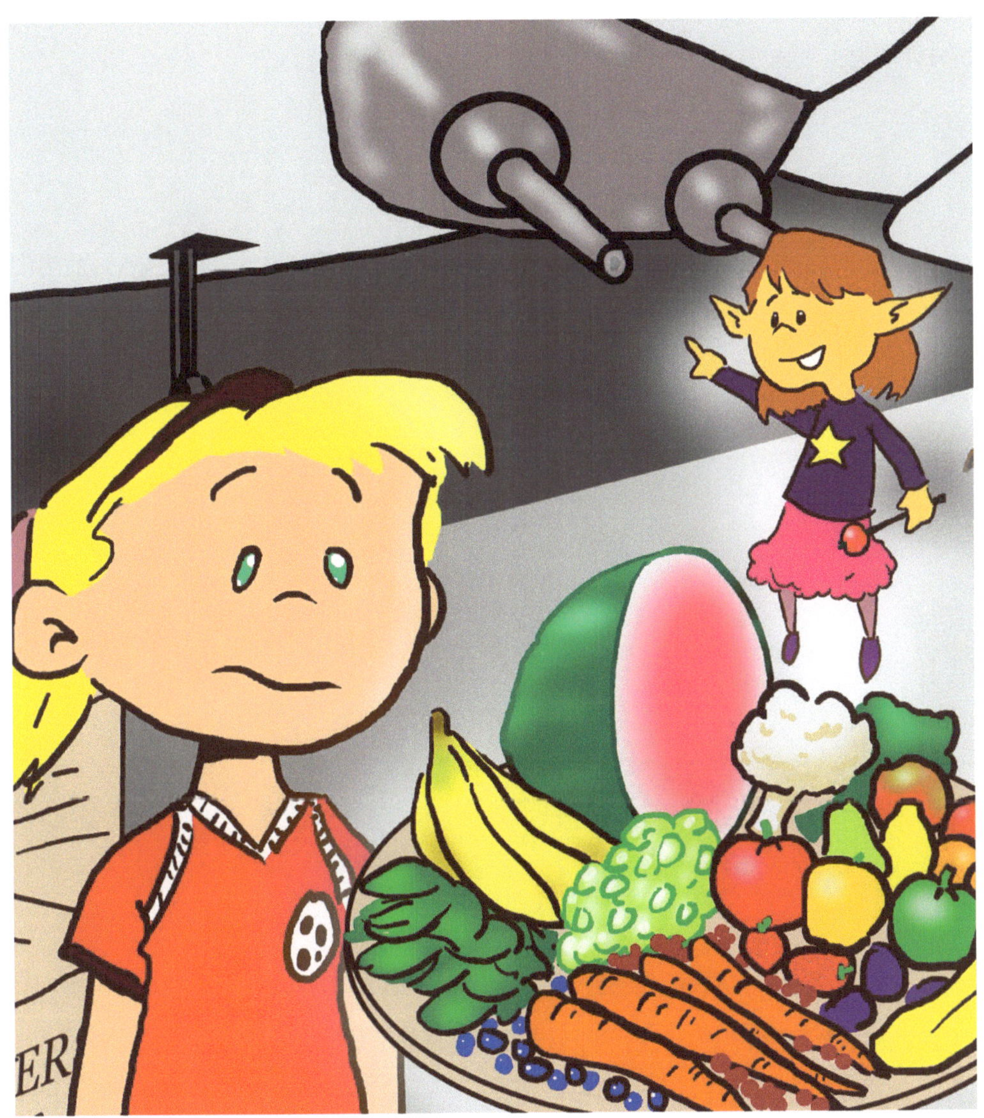

« Mange, Lucie, vite! Les Elfes-pilotes ont besoin de lasers! »

Lucie regarda le plateau. Elle grimaça à la vue du chou frisé, mais choisit un bout de carotte et un bouquet de brocoli. Elle prit une bouchée des deux. De toute évidence, ça ne goûtait pas les bonbons, mais c'était croquant et frais.

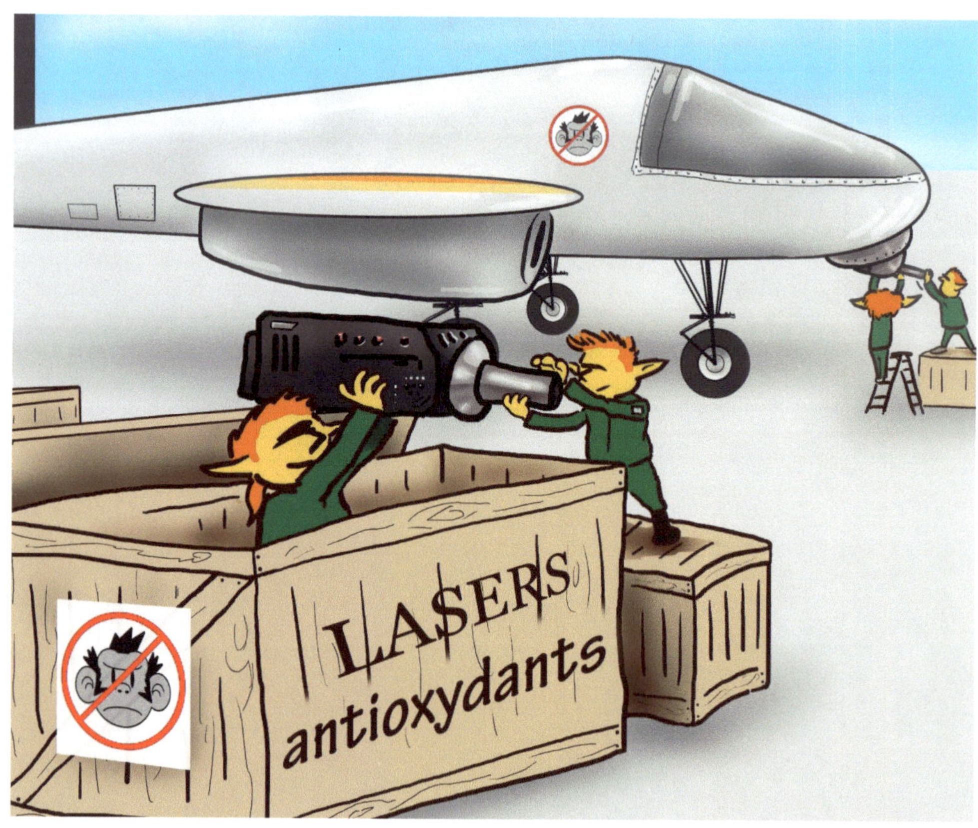

Au loin, pendant qu'elle mastiquait, elle vit les avions abattre leurs hyper-puissants lasers sur les singes saboteurs. Lucie n'en croyait pas ses yeux.

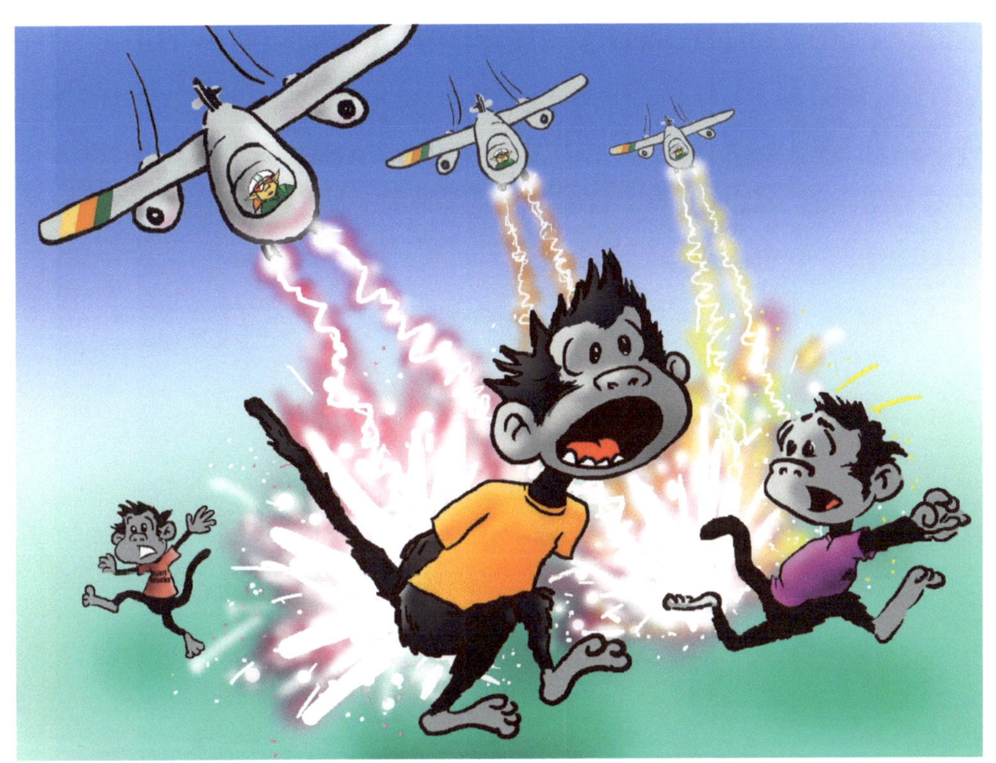

Quand les singes prirent la fuite, tout le monde applaudit.

« Youpi! s'écria-t-elle. On a réussi!

- Non, TU as réussi, Lucie, dit Carambole. Quand tu manges des fruits et des légumes, l'intérieur de ton corps combat plus efficacement les éléments nuisibles.

- Oh! c'est pour ÇA que maman essayait de me faire manger le tofu brouillé plein de légumes pour souper, dit Lucie.

- Exactement », répondit Carambole avec un large sourire que Lucie lui retourna.

« Comme tu vois, chacune des parties de ton corps, sans aucune exception, provient des aliments que tu as mangés. Sens ton cœur qui bat. Regarde tes mains. Regarde tes pieds. Ils étaient des aliments avant! »

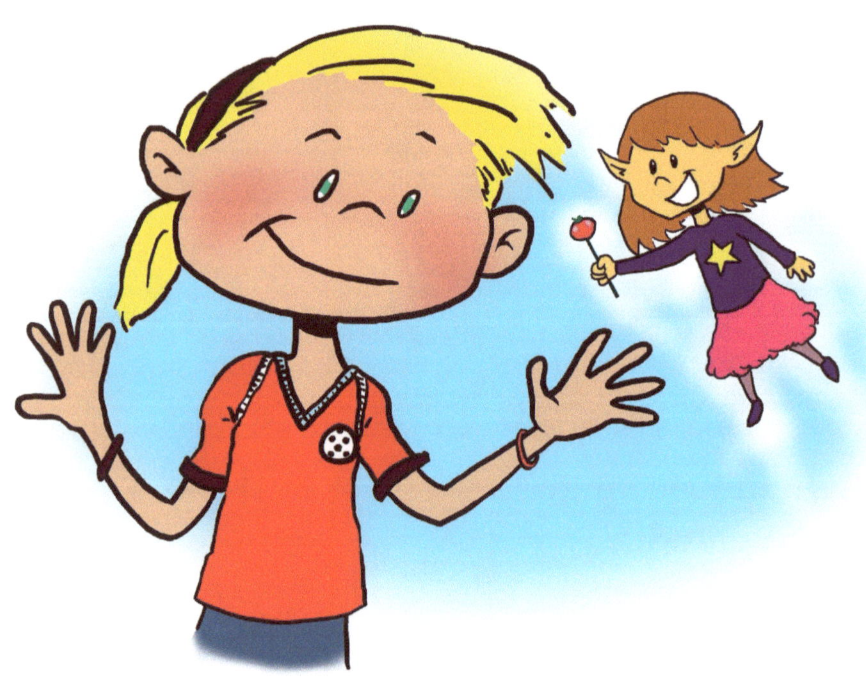

Lucie observa ses mains avec émerveillement.

Carambole poursuivit: « Écoute ton corps. Il te dira la quantité de nourriture dont tu as besoin. Les gâteries sont tout à fait acceptables, et c'est pour ça que tes parents t'en servent à l'occasion, pourvu que tu manges aussi les aliments qui garderont ta maison en santé. »

C'était maintenant l'heure de rentrer. Carambole prit la main de Lucie et mit le cap sur le ciel. Elles survolèrent la forêt gigantesque, les jungles, les chutes d'eau, les déserts et les océans, pour finalement atterrir sur le lit de Lucie.

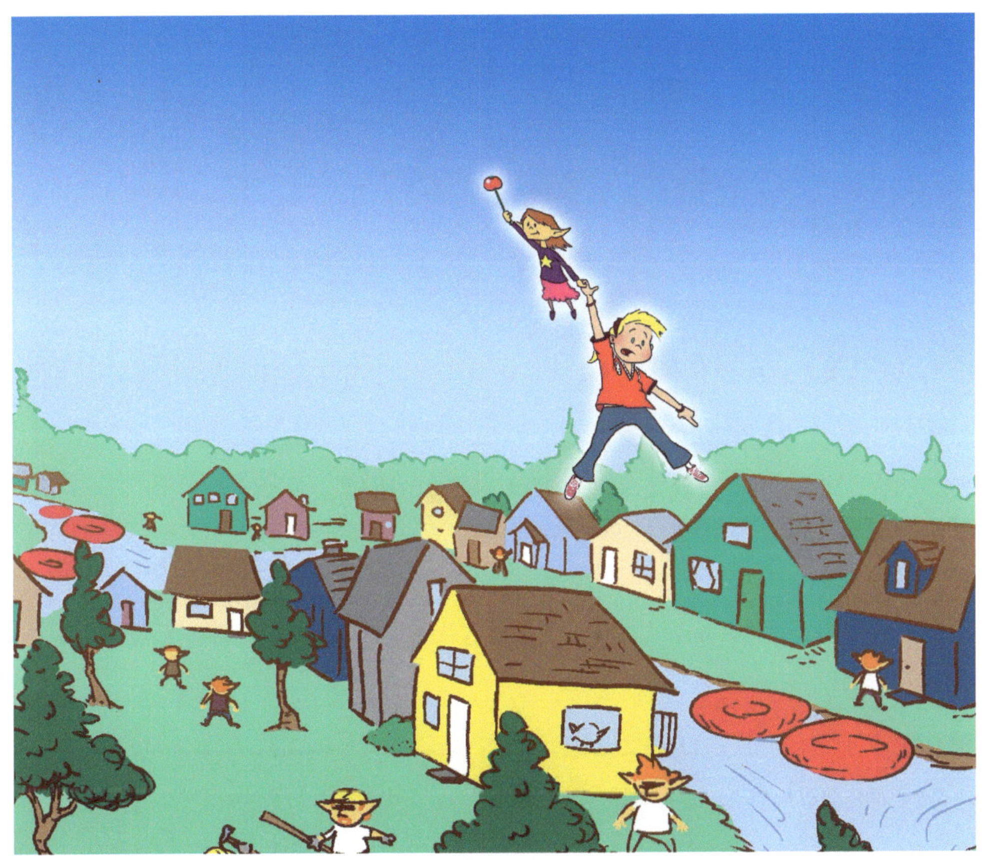

« Merci beaucoup de m'avoir fait visiter Croissance, dit Lucie. Ç'a été merveilleux!
- Il n'y a pas de quoi, dit Carambole.
- Tu vas me manquer, dit Lucie, l'air triste.

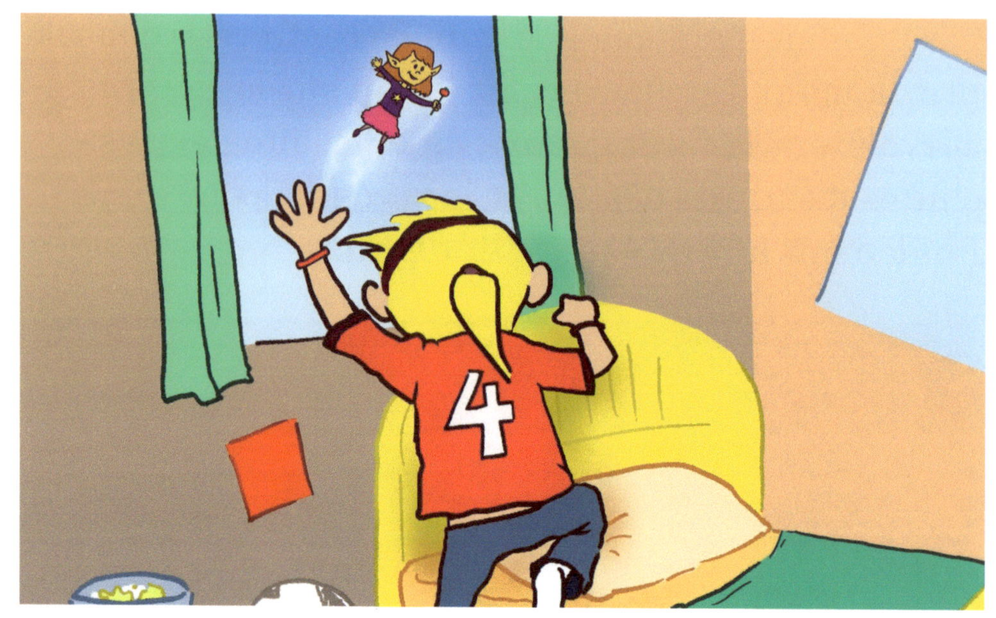

- À moi aussi, tu vas me manquer. Mais ne t'inquiète pas: nous nous reverrons un jour. Dans 22 ans et 44 jours exactement, tu vas me demander de parler à ton fils quand il refusera de manger ton végé-pâté.

- Non! Pour vrai? C'est vraiment trop cool! » Lucie fit un gros câlin à Carambole et la fée lui sourit une dernière fois avant de s'envoler sur son arc-en-ciel.

Lucie courut jusqu'à la cuisine et dit, tout excitée: « Maman, papa, j'ai une histoire absolument incroyable vous raconter. Mais d'abord, où est le tofu brouillé que tu m'as préparé, maman? Je meurs de faim! »

Fin

Les recommandations de Carambole:

Afin de vous assurer que l'alimentation de votre enfant soit complète, offrez-lui des aliments basés sur le guide d'alimentation végane (Vegan Food Plate) qui suit. Apportez une attention toute spéciale aux nutriments suivants:

Vitamine D

Choisissez toujours du lait végane enrichi de vitamine D. (Lire les étiquettes) Les enfants ont besoin de 15 mcg (600 UI) de vitamine D chaque jour. La plupart des substituts de lait enrichis contiennent environ 3.75 mcg (150 UI) par demi-tasse. On recommande donc souvent de supplémenter les apports avec 10 mcg (400 UI) par jour.

Calcium

Choisissez toujours du lait végane ou du jus enrichi de calcium. Choisissez aussi du tofu avec une teneur élevée en calcium (Lire les étiquettes). Vous pouvez aussi supplémenter d'après les besoins qui varient selon l'âge de votre enfant:

1-3 ans: **700 mg/jour**
4-8 ans: **1000 mg/jour**
9-18 ans: **1300 mg/jour**

Vitamine B12

La vitamine B12 est absente des plantes. La vitamine
B12, incluant les sources provenant de produits
animaux et des suppléments, provient des bactéries.
Votre enfant peut facilement rencontrer ses besoins en
vitamine B12 en lui donnant un supplément.

Voici vos options:
- Chaque jour: 10 à 25 mcg
- 2 fois par semaine: 375 mcg
- Aliments fortifiés en vitamine B12: deux à trois fois
par jour.

Omega-3
**Acide Alpha-Linolénique (AAL) et Acide
DocosaHexaénoïque (ADH)**
Assurez-vous d'inclure à chaque jour:
- 5 ml de graines de chia, 5 ml de graines de chanvre ou
30 ml de noix de Grenoble
- La supplémentation d'ADH est optionnelle.

Iode
Les besoins d'iode sont rencontrés avec la prise d'un
supplément multi-vitamines et minéraux. (90 mcg
d'iode pour les enfants âgés de 1 à 8 ans et 20 mcg pour
ceux de 9 à 13 ans).

Bien que l'on recommande une consommation de sel
modérée, le sel iodé est aussi une source importante
d'iode. (1 ml de sel iodé pour les enfants âgés de 1 à 8
ans et 1.5 ml de sel iodé pour les enfants âgés de 9 à 18 ans).

L'ASSIETTE VÉGANE

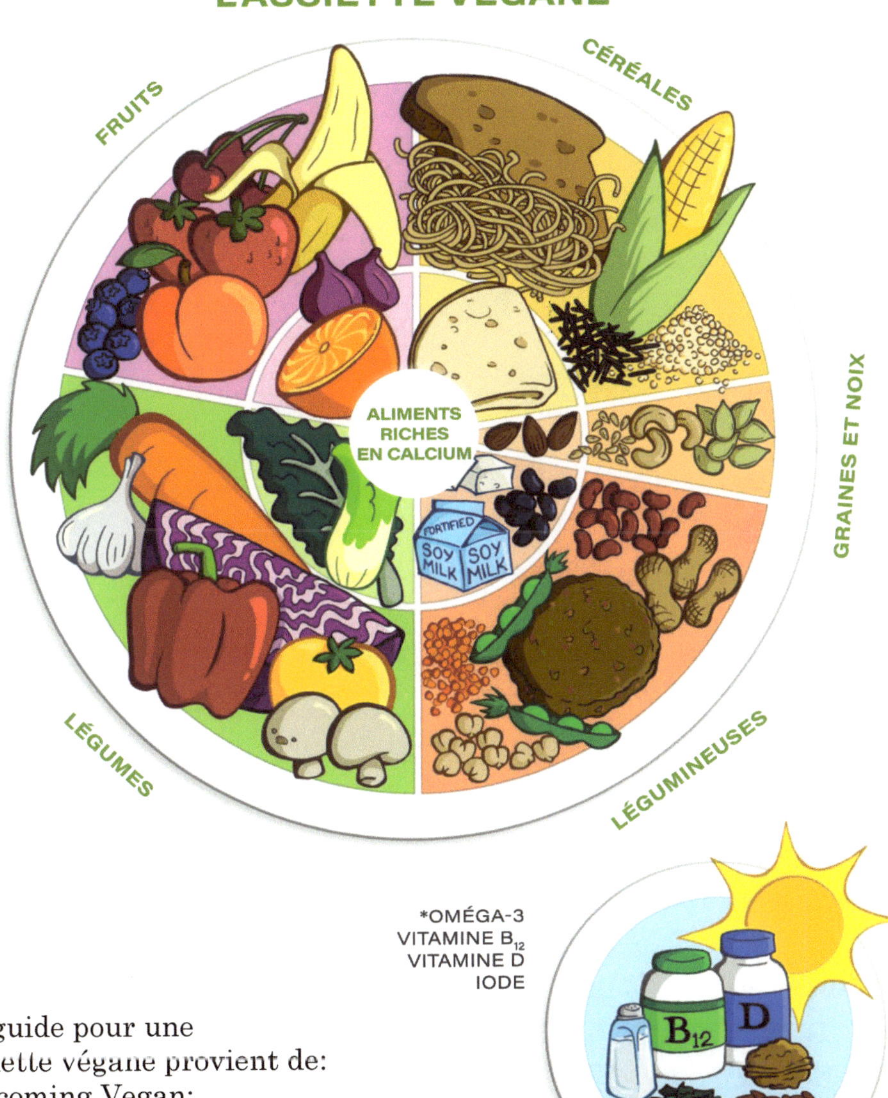

Le guide pour une
assiette végane provient de:
"Becoming Vegan:
Comprehensive Edition" et
"Becoming Vegan: Express Edition",
écrits par Vesanto Melina, DT.P. M.S.,
et Brenda Davis, Dt.P. aux éditions
The Book Publishing Co., avec permission

http://becomingvegan.ca/food-guide/

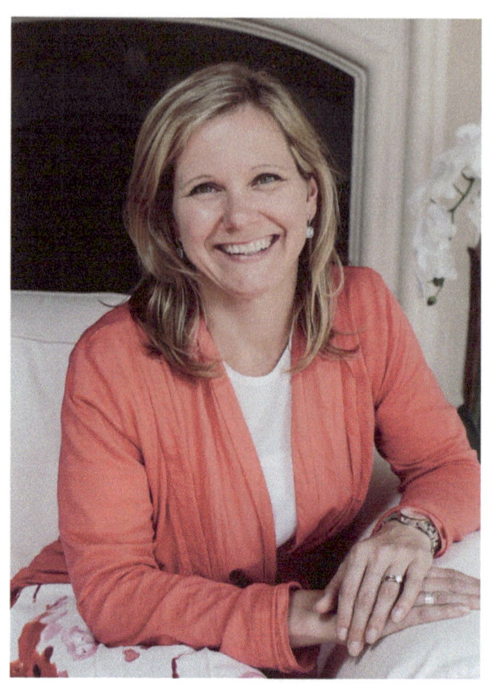

Claudia Lemay, Dt.P.

Auteure de livres pour enfants

Claudia est une diététiste qui demeure à Surrey, Colombie-Britannique, avec son mari, leurs deux enfants et une multitude d'animaux de compagnie (6!). En plus d'écrire des livres pour enfants, Claudia voit aussi des patients en pratique privée pour des consultations en nutrition. Claudia a écrit "Carambole la Fée des Aliments" et "Lucie, Brody et la fée des Aliments". Pour plus de renseignements sur Carambole et l'enseignement de la nutrition aux enfants, ou pour commander des outils didactiques pédagogiques et posters, visitez:
www.laféedesaliments.com

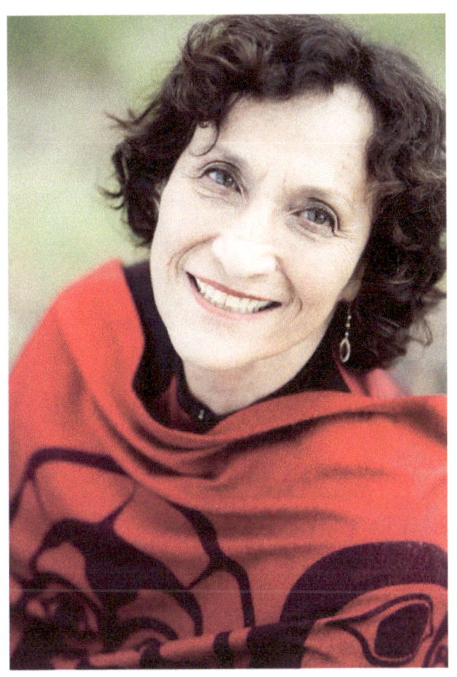

Vesanto Melina, Dt.P., MS,
Auteure

Vesanto Melina est une diététiste qui a écrit plusieurs livres sur l'alimentation végane. Ces livres sont devenus des classiques dans le milieu. Elle a écrit au total 10 livres sur l'alimentation végane avec la collaboration de Ms. Brenda Davis, aussi une diététiste. Leurs livres ont été traduits en 11 langues et un total de 750 000 copies de leurs livres ont été imprimées. Vesanto a enseigné la nutrition à l'Université de la Colombie-Britannique et à l'Université Bastyr de Seattle. Elle est aussi consultante en nutrition au niveau gouvernemental. Elle a été invitée comme conférencière partout en Amérique du Nord et en Europe. Ses sites web: www.nutrispeak.com et www.becomingvegan.ca

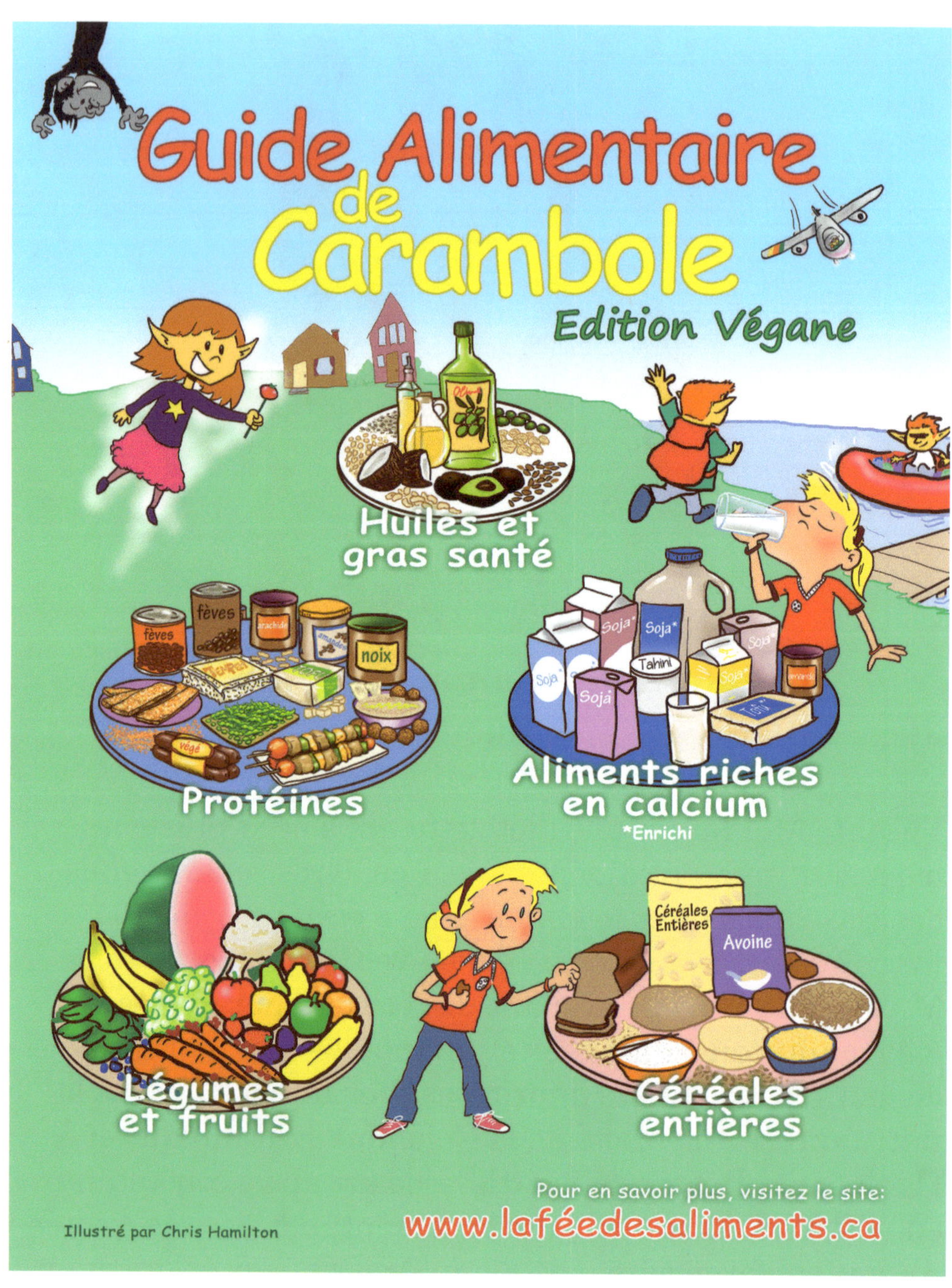

Pour commander des copies du poster du guide alimentaire
de Carambole, visitez le site: www.laféedesaliments.ca

9 781979 105859